BEI GRIN MACHT SICH IHR
WISSEN BEZAHLT

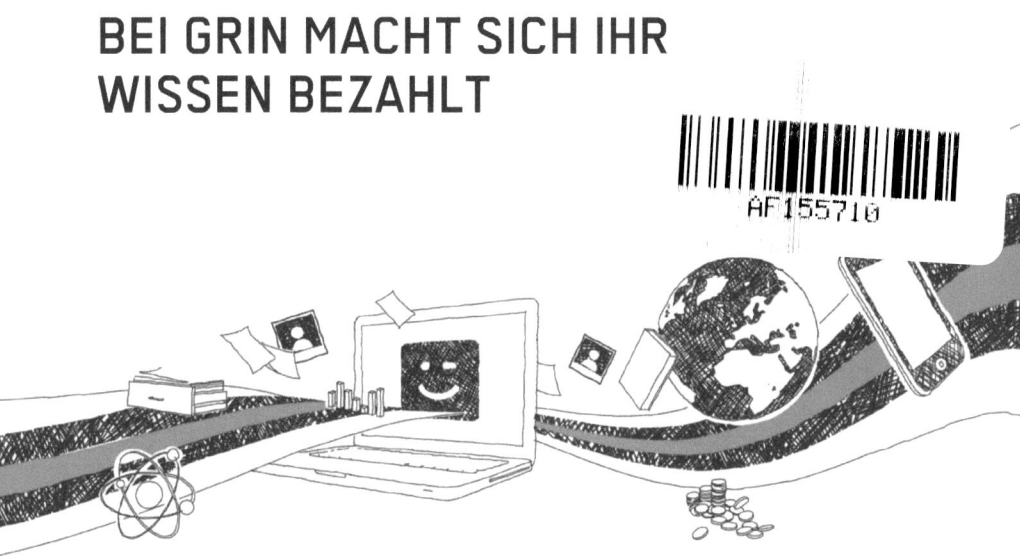

Medikamentenmissbrauch in Deutschland. Eine gesundheitssoziologische Analyse

Malin Buitenweg

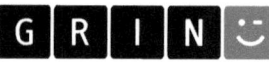

Bibliografische Information der Deutschen Nationalbibliothek:

Die Deutsche Nationalbibliothek verzeichnet diese Publikation in der Deutschen Nationalbibliografie; detaillierte bibliografische Daten sind im Internet über http://dnb.d-nb.de abrufbar.

ISBN: 9783346368928
Dieses Buch ist auch als E-Book erhältlich.

Druck und Bindung: Books on Demand GmbH, Norderstedt Germany
Gedruckt auf säurefreiem Papier aus verantwortungsvollen Quellen

Das vorliegende Werk wurde sorgfältig erarbeitet. Dennoch übernehmen Autoren und Verlag für die Richtigkeit von Angaben, Hinweisen, Links und Ratschlägen sowie eventuelle Druckfehler keine Haftung.

Das Buch bei GRIN: https://www.grin.com/document/996646

FOM Hochschule für Oekonomie & Management
Essen

Seminararbeit

über das Thema

Gesundheitssoziologische Analyse von Medikamentenmissbrauch

Abgabedatum: *20.07.2018*

Eingereicht von: *Buitenweg, Malin*

Inhaltsverzeichnis

Abbildungsverzeichnis

1 Einleitung

1.1 Problemstellung

Der Missbrauch von Medikamenten ist heutzutage nicht mehr nur bei Spitzensportlern Alltag. Laut dem Stand von 2007 haben in Deutschland 1,4 Millionen Menschen Medikamente missbräuchlich eingenommen.[1] Eine Studie zeigt, dass 49,9 Prozent der Bevölkerung in den letzten drei Monaten rezeptfreie Schmerzmittel eingenommen haben. Dabei wurden Personen ab 14 Jahren befragt.[2]

Daraus wird deutlich, dass schon im jungen Alter zu Medikamenten gegriffen wird. Außerdem ist es fast die Hälfte der Bevölkerung die hin und wieder eine Schmerztablette einnimmt. Dies sollte ein Warnhinweis für die Gesellschaft sein. Personen jeglicher Berufsgruppen greifen zu Arzneimitteln verschiedener Arten, um dem Druck der Gesellschaft standzuhalten oder um eine bessere Leistung erbringen zu können.

Dieses sogenannte Hirndoping wird heute unter dem Begriff des Neuroenhancement zusammengefasst.[3] Eine Umfrage des Global Consumer Survey ergab, dass im Jahr 2017 rund 29 Prozent der Befragten täglich Medikamente einnehmen. Es wurden 2092 Menschen im Alter von 18 bis 64 Jahren befragt.[4] Das auch bei leichten Präparaten eine Missbrauchsgefahr vorliegt, wird ignoriert. Die fälschliche Einnahme beginnt mit leichten Pharmazeutika, auf die jeder frei zugreifen kann. Es reicht ein Gang in die Apotheke. Hinzu kommt, dass immer mehr für Medikamente in den Medien geworben wird. Dies macht es lukrativer hin und wieder eine Tablette zu schlucken. Aus dieser unregelmäßigen und unkontrollierten Einnahme kann schnell eine Sucht resultieren, da es gerade bei frei zugänglichen Medikamenten keine Aufklärung über das Suchtpotenzial des Mittels gibt.[5]

Es stellt sich die Frage, welche Arten von Medikamenten, in Bezug auf die Berufsgruppen und des Geschlechts am häufigsten missbraucht werden.

---

[1] vgl. http://www.bionity.com/de/lexikon/Medikamentenmissbrauch.html, Zugegriffen am 27.06.2018
[2] vgl. https://de.statista.com/statistik/daten/studie/171228/umfrage/verwendung-rezeptfreier-medikamente/ zugegriffen am 26.06.2018
[3] vgl. http://www.hirn-sturm.de/neuro-enhancement-gesellschaft-auf-drogen/index.html, Zugegriffen am 08.07.2018
[4] vgl. https://de.statista.com/prognosen/809985/umfrage-in-deutschland-zu-regelmaessiger-medikamenteneinnahme, Zugegriffen am 26.06.2018
[5] vgl. https://www.welt.de/gesundheit/article118923059/Auch-im-Alltag-wird-laengst-mit-Medikamenten-gedopt.html, Zugegriffen am 26.06.2018

1.2 Zielsetzung

Die Zielsetzung der Arbeit wird in diesem Abschnitt kurz offengelegt. Der Schwerpunkt liegt bei dieser Hausarbeit auf der gesundheitssoziologischen Analyse über den Missbrauch von Medikamenten. Dabei werden verschiedene Arten von Pharmazeutika aufgegriffen und die Einnahme in Hinblick auf verschiedene Berufsgruppen und die Geschlechter analysiert. Am Ende der Hausarbeit soll der Leser einen Überblick über das Thema und die Auswirkungen des Medikamentenmissbrauchs haben. Außerdem soll die Notwendigkeit der Thematisierung deutlich werden, da der falsche Gebrauch von Medikamenten immer mehr von der Gesellschaft verharmlost und ignoriert wird.[6]

1.3 Aufbau der Arbeit

Der Aufbau der Arbeit wird im Folgenden kurz erläutert. Zunächst wird mit der Definition von Medikamentenmissbrauch begonnen. Anschließend werden drei Arten von Medikamenten dargestellt. Bei diesen handelt es sich um Medikamente zu Leistungssteigerung, zum wach bleiben und zur Entspannung.

Im nächsten Kapitel wird dann mit der soziologischen Analyse begonnen. Dabei werden besonders die Berufsgruppen und Geschlechter in Betracht genommen.

In der Diskussion werden dann die Ergebnisse aus den vorherigen Kapiteln miteinander in Verbindung gebracht und analysiert. Dabei werden auch die Quellen berücksichtigt. Die Zusammenfassung stellt die schlussendlichen Ergebnisse der Hausarbeit dar und rundet diese ab. Des Weiteren wird ein Einblick in weitere Forschungsmöglichkeiten gegeben.

---

[6] vgl. https://www.welt.de/gesundheit/article118923059/Auch-im-Alltag-wird-laengst-mit-Medikamenten-ge-dopt.html, Zugegriffen am 26.06.2018

2 Medikamentenmissbrauch

2.1 Definition von Medikamentenmissbrauch

Bei der Definition von Medikamentenmissbrauch ist es wichtig den Missbrauch von einer Medikamentenabhängigkeit abzugrenzen. Es handelt sich um einen Medikamentenmissbrauch, wenn zu Präparaten gegriffen wird, um den Alltag zu erleichtern ohne dass die Einnahme medizinisch notwendig ist. Eine Abhängigkeit beginnt, wenn der Betroffene körperlich so wie psychisch auf die Einnahme von Medikamenten angewiesen ist. Der Missbrauch hingegen bedeutet, dass Medikamente fälschlich eingenommen werden. Das heißt, dass eine Schmerztablette genommen wird obwohl keine Schmerzen vorhanden sind, weil das Gefühl besteht, dass es der Person dadurch bessergeht.[7] Bei einer häufigeren Nutzung dieser Schmerztabletten entstehen Kopfschmerzen durch die Tabletten.[8] „Ein Teufelskreis entsteht, der massive Organschäden hervorrufen kann."[9] Das bekannteste Beispiel für den Missbrauch von Medikamenten, ist das Verwenden von Dopingmitteln im Sport. Diese wurden früher nur im Spitzensportbereich eingenommen. Heutzutage nimmt aber jeder siebte Freizeitsportler ebenfalls Dopingmittel zu sich.[10]

2.2 Arten der Medikamente

Der Konsum der Medikamente, die am häufigsten missbraucht werden, grenzt sich auf drei Arten von Präparaten ein.

Diese sind zum einen die Medikamente zur Leistungssteigerung. Hierbei geht es insbesondere um das Doping im Sportbereich, bei dem der Muskelaufbau und die Ausdauer gefördert werden soll.

Im Gegensatz dazu, gibt es Medikamente wie Ritalin, die bei Studenten sehr beliebt sind. Diese Medikamente werden zum Hirndoping eingesetzt, um bessere Leistungen erbringen zu können.[11]

---

[7] vgl. Schuhler (2003), Seite 184
[8] vgl. https://www.diepta.de/news/praxis/die-stille-sucht-medikamentenmissbrauch-539757/, Zugegriffen am 26.06.2018
[9] Renner,K.(2011), https://www.diepta.de/news/praxis/die-stille-sucht-medikamentenmissbrauch-539757/, Zugegriffen am 26.06.2018
[10] vgl. https://www.bundestag.de/blob/190240/c66c11275ed9b6fca4baa0fe15beb2cf/doping-data.pdf, Zugegriffen am 27.06.2018
[11] vgl. https://www.welt.de/gesundheit/article145665636/Was-Ritalin-und-Co-bewirken.html, Zugegriffen am 27.06.2018

Des Weiteren gibt es Medikamente, die als ‚Wachmacher' dienen. Koffeintabletten gehören zu den beliebtesten Mitteln, aber auch Präparate wie Energydrinks sind ein Faktor.[12] Anschließend werden Präparate aufgezeigt, die zur Entspannung dienen sollen. Eines dieser Mittel sind die Benzodiazepine. Häufig werden sie missbräuchlich eingenommen, um den Stress zu dämpfen. Zusätzlich haben sie eine beruhigende Wirkung.[13] Die Medikamente, die zum Großteil missbraucht werden, sind psychoaktive Mittel, auch Neuroenhancer. Diese haben ein großes Suchtpotenzial.[14]

2.2.1 Medikamente zur Leistungssteigerung

In der heutigen Zeit stehen vor allem Spitzensportler nicht selten unter Druck und müssen immer bessere Leistungen erbringen. Hierzu greifen sie daher oft zu Medikamenten zur Leistungssteigerung. Im Gegensatz dazu, kommt es in anderen Berufsgruppen oder bei Schülern und Studenten zum Hirndoping. Dabei handelt es sich um Medikamente wie Ritalin und Vigil. Ritalin wird bei Kindern mit ADHS verwendet, um ihre Aufmerksamkeit zu fördern. Vigil wird bei Schlafstörungen eingenommen. Es soll länger wachhalten, um weniger Schlaf zu benötigen. Schüler und Studenten fangen mit der Einnahme der Mittel an, da sie das Gefühl haben, anders den Stress nicht bewältigen zu können und unter einem dauerhaften Druck stehen. Diese Medikamente machen laut Studien nicht körperlich abhängig, können aber psychische Abhängigkeit verursachen. Wenn ein Student anfängt zu glauben, dass die bevorstehenden Prüfungen ohne die Hilfe der Mittel nicht zu schaffen sind, ist dies ein Zeichen der psychischen Abhängigkeit. Zudem können als Nebenwirkungen Kopfschmerzen und Übelkeit auftreten.[15] Im Sport sind es lange nicht mehr nur die Spitzensportler, die dopen. In der heutigen Zeit dopen immer mehr Freizeitsportler. Dies liegt daran, dass viele Jugendliche sich Stars, die offen darüber sprechen, dass sie dopen, zum Vorbild nehmen.[16] Dabei geht es hauptsächlich um Anabolika. Anabolika sind künstliche Hormone, die den Muskelaufbau fördern.[17] Diese tragen jedoch viele Nebenwirkungen mit sich. Am häufigsten treten Herz-Kreislauf-Erkrankungen und Leberschäden auf.[18]

---

[12] vgl. https://psychologieundmotivation.wordpress.com/2015/07/26/koffein-eine-gute-alternative-zur-leistungssteigerung/, Zugegriffen am 27.06.2018
[13] vgl. http://www.bionity.com/de/lexikon/Medikamentenmissbrauch.html, Zugegriffen am 27.06.2018
[14] vgl. https://www.diepta.de/news/praxis/die-stille-sucht-medikamentenmissbrauch-539757/. Zugegriffen am 27.06.2018
[15] vgl. https://www.welt.de/gesundheit/article145665636/Was-Ritalin-und-Co-bewirken.html, Zugegriffen am 02.07.2018
[16] vgl. https://www.apotheken-umschau.de/Sport/Doping-im-Freizeitsport-Riskante-Taktik-209765.html, Zugegriffen am 09.07.2018
[17] vgl. https://www.aerzteblatt.de/archiv/10614, Zugegriffen am 02.07.2018
[18] vgl. https://www.dr-gumpert.de/html/muskelaufbau_und_anabolika.html, Zugegriffen am 02.07.2018

Abbildung 1: Motive für den Medikamentenmissbrauch im Freizeitsport

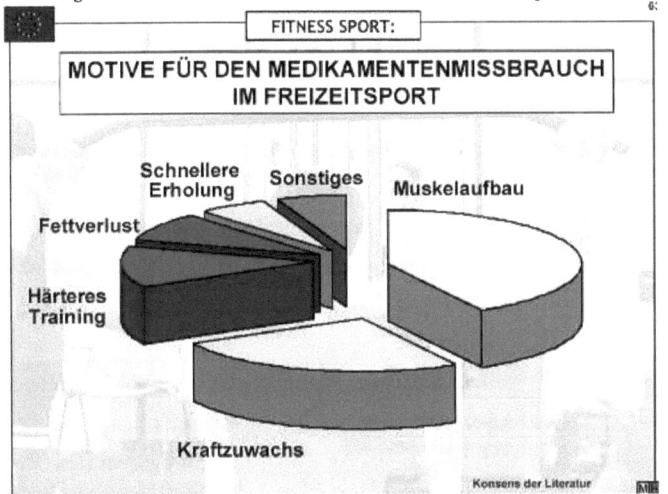

Quelle: http://www.sportmedizin-hellersen.de/dfs/html/medikamentenmissbrauch.html, Zugegriffen am 26.06.2018

Anhand der Abbildung 1 wird deutlich, wozu Medikamente im Sport missbraucht werden. Zum Großteil werden Medikamente konsumiert, um schneller Muskeln aufzubauen. Dafür wird, wie oben erwähnt, häufig zu Anabolika gegriffen. Des Weiteren wird im Bereich des Kraftzuwachses gedopt. Dabei handelt es sich um Präparate wie Kreatin. Kreatin ist eine Säure, die der Körper selber produziert. Unser Körper setzt Energie frei, in dem er in den Muskelzellen ATP spaltet und daraus ADP macht. Ist unser Körper höherer Belastungen ausgesetzt, greift er auf Kreatinphosphat zurück. Dieses sorgt dafür, dass ADP wieder zurück zu ATP umgewandelt wird. Durch die Einnahme von Kreatin ist der Körper somit zum Zeitpunkt des Trainings länger belastbar und zu mehr Kraftaufwand in der Lage. Kreatin ist kein illegales Mittel und steht nicht auf der Doping-Liste. Dennoch ist nicht bewiesen, dass die Einnahme von Kreatin den Kraftzuwachs fördert und es sind Nebenwirkungen wie Übelkeit und Erbrechen mit der Einnahme verbunden.[19]

2.2.2 Medikamente als Wachmacher

Eins der bekanntesten Medikamente nennt sich Provigil. Dieses Mittel wird Narkoleptikern verschrieben. Narkolepsie ist eine Krankheit, bei der Betroffene häufig einnicken. Provigil soll ihnen dabei helfen, wach zu bleiben, um nicht während des Tags, zum Beispiel bei der Arbeit,

---

[19] vgl. https://www.gesundheit.de/fitness/sport-bewegung/sport-und-ernaehrung/kreatin-zum-muskelaufbau, Zugegriffen am 02.07.2018

einzuschlafen. Doch im Laufe der Zeit wurde das Medikament immer öfter von symptomfreien Menschen missbraucht. Die Einnahme des Medikaments bewirkt, dass es möglich ist die Nacht durchzuarbeiten ohne an Leistung zu verlieren. Daher ist dieses Präparat besonders bei Managern und LKW-Fahrern beliebt. Ein weiterer Punkt, der das Mittel beliebt macht, sind die wenigen Nebenwirkungen. Es kann höchstens zu leichten Kopfschmerzen führen. Dennoch ist es nicht gesund in den natürlichen Schlaf-Wach-Rhythmus des Menschen einzugreifen.[20] Ein weiteres, harmloseres Mittel ist Koffein. Viele nehmen es täglich zu sich, zum Beispiel morgens beim Kaffee oder Tee trinken. Andere trinken einen Energydrink. Wenn das nicht mehr hilft, greifen viele zu Koffeintabletten. Dadurch soll die Konzentration und Aufmerksamkeit verbessert werden. Dabei ist aber zu bedenken, dass eine Tagesdosis von 400mg Koffein als akzeptabel gilt. In einer Studie wurde der Koffeinkonsum bei Studenten gemessen. Dabei kam raus, dass 21,1 Prozent der Frauen und 21,3 Prozent der Männer über der 400mg Tagesdosis Koffein lagen. Wissenswert ist dabei, dass auch von Koffein ein Risiko ausgeht. Es kann Herzrasen auslösen oder Zittern verursachen.[21]

---

[20] vgl. http://www.spiegel.de/spiegel/print/d-25718177.html, Zugegriffen am 02.07.2018
[21] vgl. Lohmann et al. (2016),

Abbildung 2: Stressbedingter Substanzkonsum

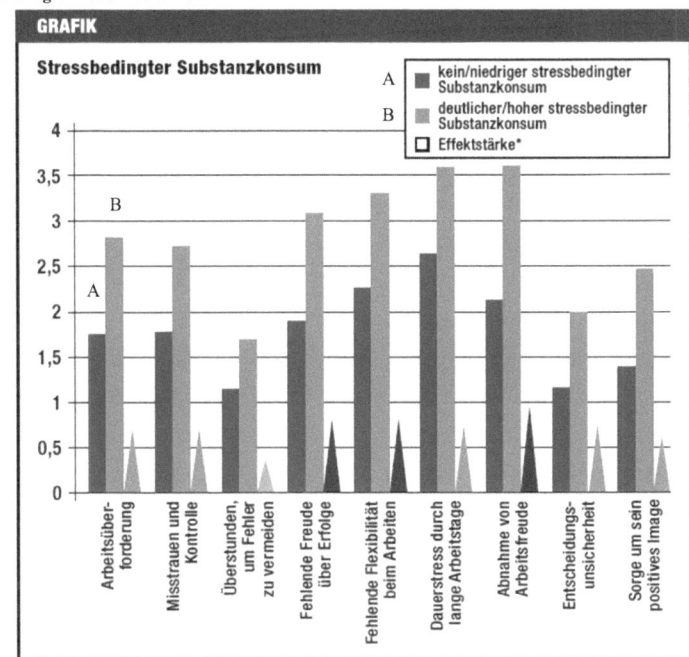

Quelle: https://www.aerzteblatt.de/callback/image.asp?id=40736, Zugegriffen am 26.06.2018

Die Grafik, die in Abbildung 2 zu sehen ist, zeigt die Stressfaktoren, die das Verlangen, Substanzen zu konsumieren, begünstigen. Dabei zeigt der hellblaue Balken einen hohen stressbedingten Substanzkonsum an. Am höchsten ist der Konsum bei den Faktoren „Dauerstress durch lange Arbeitstage" und „Abnahme von Arbeitsfreude". Am niedrigsten ist der Balken bei dem Faktor „Überstunden, um Fehler zu vermeiden". Daraus lässt sich schließen, dass es wichtig ist, eine angenehme Arbeitsatmosphäre zu erhalten, damit der Arbeitnehmer gerne seine Arbeit erledigt. Zusätzlich ist es notwendig, dass die Arbeitszeiten eingehalten werden können, um den „Dauerstress durch lange Arbeitstage" zu vermeiden.

2.2.3 Medikamente zur Entspannung

Um nach dauerhaftem Stress wieder entspannen zu können, werden häufig Benzodiazepine oder sedierende Antidepressiva eingenommen.[22] Benzodiazepine werden im Normalfall bei Angststörungen, Schlafstörungen oder Panikattacken eingesetzt. Da diese ein hohes Potenzial zur Abhängigkeit besitzen, sollen sie nur eingenommen werden, wenn schwerwiegende Befunde vorliegen. Des Weiteren soll die Anwendung nur über eine kurze Zeit erfolgen, da eine Abhängigkeit schon nach ein paar Wochen nach der Einnahme einsetzen kann.[23] Der Gesundheitsreport 2015 der Techniker Krankenkasse macht deutlich, dass immer mehr Studierende Antidepressiva verordnet bekommen. Dieser Report zeigt auf, dass im Gegensatz zum Jahr 2006 43 Prozent der angehenden Akademiker fast 4 Prozent mehr Antidepressiva verschrieben bekommen haben. Dabei ist das Alter der Studenten signifikant. Ältere Studenten, ab 26 Jahren, bekommen häufiger Antidepressiva verschrieben als jüngere. Zusätzlich zeigt der Report, dass mehr Frauen als Männer betroffen sind. Zudem gaben 27 Prozent der Befragten Studenten einer Studie von Campus Kompass an, dass sie des Öfteren Stress ausgesetzt waren, der nicht mehr mit den üblichen Entspannungstaktiken zu bewältigen war.[24]

---

[22] vgl. https://www.pharmazeutische-zeitung.de/index.php?id=41867, Zugegriffen am 06.07.2018
[23] vgl. http://www.emcdda.europa.eu/publications/drug-profiles/benzodiazepine/dem Zugegriffen am 06.07.2018
[24] vlg. http://www.sueddeutsche.de/bildung/gesundheitsreport-ein-viertel-der-studenten-steht-unter-dauerstress-1.2544120, Zugegriffen am 06.07.2018

3 Soziologische Analyse des Medikamentenmissbrauchs

3.1 Berufsgruppenvergleich

In Hinblick auf den missbräuchlichen Konsum von Medikamenten lässt sich ein Unterschied in den Berufsgruppen feststellen.

Abbildung 3: Vergleich der verordneten Antidepressiva von Studierenden und jungen Erwerbspersonen

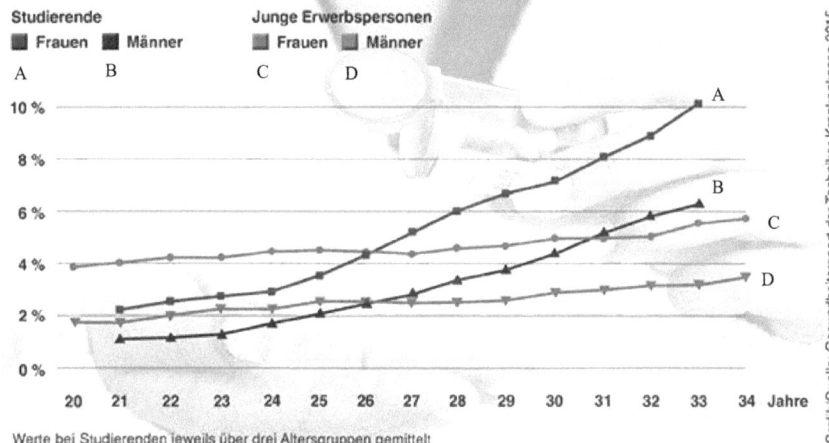

Quelle: https://www.tk.de/centaurus/servlet/contentblob/718612/Datei/2459/Gesundheitsreport-2015.pdf, Zugegriffen am 06.07.2018

Abbildung 3 zeigt die Verordnung von Antidepressiva. Dabei wurde zwischen Studenten und jungen Erwerbspersonen unterschieden. Deutlich ist, dass bis zu einem Alter von 26 Jahren der Anstieg relativ gleich bei beiden Gruppen ist. Erst ab einem Alter von 26 Jahren werden Unterschiede sichtbar. Dabei wird anschaulich das ab einem Alter von 32 Jahren die Verordnung von Antidepressiva bei Studenten doppelt so hoch ist, wie die Verordnung bei jungen Erwerbspersonen. Erschreckend ist hierbei, dass Studenten im Alter zwischen 20 und 34 Jahren 5 Tagesrationen im Jahr an Antidepressiva verschrieben bekamen. Im Gegensatz dazu bekamen junge Erwerbspersonen der gleichen Altersspanne lediglich 3,5 Tagesrationen jährlich ver-schrieben.[25] Des Weiteren dopen immer mehr Manager, um dem zunehmenden Druck in den Unternehmen standzuhalten. Dabei werden hauptsächlich die oben genannten Präparate zur Leistungssteigerung, Entspannung oder um den Schlaf zu unterdrücken, konsumiert. Dies liegt daran, dass viele Medikamente verharmlost werden, da sie nicht unter den Bereich der illegalen Drogen fallen. Laut DAK sind aber auch Chirurgen und Piloten anfällig für Doping, damit sie länger durchhalten und somit mehr leisten können. Beim Piloten wäre es, dass er länger fliegen kann. Jedoch sind heutzutage nicht mehr nur hochqualifizierte Berufsgruppen anfällig für den Medikamentenmissbrauch. Auch Angestellte in mittelständige Unternehmen greifen immer häufiger zu Neuroenhancern, um den Ansprüchen der Gesellschaft gerecht zu werden.[26]

3.2 Geschlechtervergleich

Es gibt nicht nur Unterschiede in den Berufsgruppen, sondern auch in den Geschlechterrollen. Dies wird in der unten dargestellten Abbildung 4 deutlich.

Abbildung 4: 12-Monats-Prävalenz des Gebrauchs von Neuroenhancern in Deutschland nach Geschlecht und Motiv im Jahr 2014

Die Abbildung wurde aus urheberrechtlichen Gründen von der Redaktion entfernt

Quelle: https://de.statista.com/statistik/daten/studie/416873/umfrage/12-monats-praevalenz-des-gebrauchs-von-neuroenhancern-in-deutschland-nach-geschlecht-und-motiv/, Zugegriffen am 07.07.2018

In Abbildung 4 ist eine Umfrage dargestellt, die im Auftrag der DAK durchgeführt wurde. Es wurden 4.971 Erwerbstätige zwischen 20 und 50 Jahren gefragt, ob sie in den letzten zwölf Monaten Neuroenhancer eingenommen haben. Dabei wurde in die zwei Kategorien „Leistungs-steigerung" und „Stimmungsverbesserung/Nervosität" eingeteilt. Aus dieser Statistik lässt sich schließen, dass 3,4 Prozent der Männer in den letzten 12 Monaten Neuroenhancer zur Leis-tungssteigerung eingenommen haben. Im Gegensatz dazu waren es mit 3 Prozent weniger Frauen. Bei den Neuroenhancern zur Stimmungsverbesserung/Abbau von Nervosität waren es 2 Prozent der Männer und nur 0,9 Prozent der Frauen, die solche Präparate einnahmen. Daraus wird deutlich, dass Männer häufiger zu Neuroenhancern greifen als Frauen. Im Gegensatz dazu wurde die gleiche Umfrage zur Lebenszeitprävalenz dargestellt. Hierbei zeigt sich, dass bei den

---

[25] vgl. https://www.welt.de/wissenschaft/article1514088/Studenten-sind-Spitze-im-Medikamentenkonsum.html, Zugegriffen am 06.07.2018
[26] vgl. https://www.aerzteblatt.de/nachrichten/62184/Hirndoping-am-Arbeitsplatz-nimmt-zu, Zugegriffen am 08.07.2018

Neuroenhancern zur Leistungssteigerung rund 4 Prozent der Männer schon einmal Präparate eingenommen haben. Bei den Frauen hingegen waren es nur 3,3 Prozent. Bei den Mitteln zur Stimmungsverbesserung/Abbau von Nervosität sind es 5,5 Prozent der Frauen, die schon einmal ein solches Mittel eingenommen haben und nur 4,1 Prozent der Männer.[27] Daraus kann zusammenfassend gesagt werden, dass Männer, auf das gesamte Leben gesehen, eher zu leistungssteigernden Stimulanzien greifen, wohingegen Frauen eher zu Präparaten neigen, die die Stimmung verbessern oder beim Stressabbau helfen.

---

[27] vgl. https://de.statista.com/statistik/daten/studie/416854/umfrage/lebenszeitpraevalenz-des-gebrauchs-von-neuroenhancern-nach-geschlecht-und-motiv/, Zugegriffen am 07.07.2018

4 Diskussion

In dieser Arbeit wurden diverse Quellen und Statistiken verwendet, um das Thema darzustellen und um die gesundheitssoziologische Analyse durchzuführen. Es wurden aus diesen Quellen mehrere Medikamente verschiedener Arten untersucht. Dabei wurde in drei Untergruppen eingeteilt, um einen besseren Überblick über die Wirkung zu verschaffen. Dabei lässt sich feststellen, dass die verschiedenen Medikamente von unterschiedlichen Personengruppen eingenommen werden.

Hier ist es beispielsweise so, dass Medikamente zur Leistungssteigerung hauptsächlich von Spitzensportlern eingenommen werden. Hierbei handelt es sich um Doping, das den Muskelaufbau fördern soll. Dabei hat der Autor sich auf die Zeitschrift „Deutsches Ärzteblatt" bezogen. Aus dieser wurde deutlich, dass Anabolika das am meisten eingenommene Mittel unter Sportlern ist. Erschreckenderweise wurde dort ebenfalls deutlich, dass schon lange nicht mehr nur Spitzensportler dopen. Auch Jugendliche, die mit dem Krafttraining anfangen, greifen zu Anabolika um mit ihren Vorbildern mitzuhalten. Des Weiteren konnte anhand einer Abbildung gezeigt werden, dass die zwei größten Motive für den Medikamentenmissbrauch im Sport Kraftzuwachs und Muskelaufbau sind. Dabei ist zu beachten, dass die Abbildung ohne Prozentangaben gemacht wurde und es sich somit nur um Schätzungen handelt.

Als weiterer Aspekt wurde der Bereich des Hirndopings behandelt. Die zwei größten Gruppen dabei waren Studenten und Manager. Dies lässt sich anhand der untersuchten Zeitungsartikel aus der Zeitung „Welt" feststellen. In diesem ging es zum einen um Studenten, die immer mehr Ritalin zu sich nehmen, um dem Prüfungsdruck standzuhalten. Zum anderen ging es um Manager, die leistungssteigernde Medikamente zu sich nehmen, um den Druck innerhalb des Unternehmens ertragen zu können. Hierbei spielt die Gesellschaft eine ebenso große Rolle. Da diese immer höhere Ansprüche an die verschiedenen Berufsgruppen und Studiengänge hat, baut sich der Druck auf die jeweiligen Personen auf. Bei den Medikamenten als Wachmacher bezog sich der „Spiegel" ebenfalls auf LKW-Fahrer. Dabei wird der Fakt deutlich, dass inzwischen Personen jeder Berufsgruppe und jedes Berufsstands zu Präparaten greifen und diese missbräuchlich einnehmen.

Bei dem Geschlechtervergleich wurde zunächst eine Statistik gezeigt, bei der Männer zwar in den Unterkategorien prozentual eher zu leistungssteigernden Medikamenten oder Mittel die den Stressabbau fördern, greifen würden. Jedoch zeigt die 12-Monats-Prävalenz das Frauen häufiger ein solches Präparat einnehmen. Daraufhin hat der Autor sich mit einer weiteren Statistik auseinandergesetzt, um darzustellen, dass der Unterschied in den Präparaten liegt. Das heißt, dass mehr Frauen zu Mitteln greifen, die den Stressabbau fördern und die Stimmung verbessern und mehr Männer zu den leistungssteigernden Präparaten. Dies könnte anhand des weiterhin bestehenden Bildes der Gesellschaft liegen, dass Frauen immer gute Laune haben müssen und Männer sich untereinander pushen, um der bessere zu sein.

Diese Arbeit gibt einen kleinen Einblick in den Missbrauch von Medikamenten, der innerhalb der Gesellschaft stattfindet. Weitergehende Forschungen könnten sich mit den Präventionsmaßnahmen auseinandersetzen.

5 Zusammenfassung

Am Anfang der Hausarbeit stellte sich die Frage, welche Medikamente am üblichsten missbraucht werden. Dabei sollte ein Bezug zu Berufsgruppen und Geschlechtern aufgezeigt werden. Mit Hilfe der Statistiken und Quellen, die für diese Hausarbeit verwendet wurden, lassen sich die aufgestellten Fragen aus der Einleitung klären.

Zunächst kann gesagt werden, dass hauptsächlich Medikamente zur Leistungssteigerung, Entspannung und zum wach bleiben missbraucht werden. Daraufhin kam der Autor zu der Erkenntnis, dass die meisten Medikamente von Studenten missbraucht werden. Dies liegt an dem Druck, der vor allem während der Prüfungszeit den Studenten belastet. Bei diesen Präparaten handelt es sich weitestgehend um Antidepressiva und Ritalin. Dazu ist zu sagen, dass das Ritalin zur Leistungssteigerung genutzt wird und die Antidepressiva zur Entspannung. Ein gänzlicher Widerspruch in sich. Des Weiteren konnte gezeigt werden, dass nicht mehr nur im Bereich des Spitzensportes gedopt wird, sondern es auch bei Jugendlichen vorkommt, die anfangen zu trainieren. Der Grund dafür sind ‚Stars‘, die als Vorbilder dienen.

Bei den Mitteln als Wachmacher stellt sich heraus, dass eine breite Berufsgruppe darauf zugreift. Auf der einen Seite sind es LKW-Fahrer, die fälschlich Medikamente einnehmen um länger und konzentrierter fahren zu können. Auf der anderen Seite sind es Manager, die ihre Arbeit nicht innerhalb der Arbeitszeit schaffen. Dies wurde in der gesundheitssoziologischen Analyse in Kapitel 3 der Berufsgruppen erneut deutlich.

Hinzu kommt, dass die missbräuchliche Einnahme solcher Mittel von der Gesellschaft verharmlost wird, da diese nicht unter die illegalen Drogen fallen. Dabei wird missachtet, dass viele Präparate starke Nebenwirkungen aufweisen und eine psychische Abhängigkeit schnell entstehen kann.

Als weiteren Aspekt wurde in Kapitel 3 ein Geschlechtervergleich aufgeführt. Dabei ergab sich, dass Frauen eher zu Präparaten greifen, die die Stimmung verbessern sollen und den Stressabbau fördern. Bei Männern hingegen sind es Mittel zur Leistungssteigerung. Dieses Ergebnis lässt sich auf das noch heute verankerte gesellschaftliche Rollenbild zurückführen.

Schlussendlich lassen sich hieraus einige Erkenntnisse ziehen. Zum einen spielt der gesellschaftliche Druck, der auf den Erwerbspersonen liegt, eine große Rolle bei der missbräuchlichen Verwendung von Medikamenten und zum anderen ist es bei den Studenten der immer größer werdende Prüfungsdruck, den die Universitäten und auch die Unternehmen ausüben, die bei ihrer Stellenbesetzung in der Regel nur die besten Zeugnisse berücksichtigen.

Es gilt zu beachten, dass in dieser Hausarbeit viele Aspekte nicht beachtet wurden. Daher könnten in weiterführenden Analysen persönliche Aspekte eingebaut werden, die sich auf die Personen, die missbräuchlich Medikamente einnehmen, beziehen. Dabei geht es um Kriterien wie zum Beispiel die soziale oder auch die familiäre Situation. Um die Relevanz dieses Themas zu verdeutlichen wäre es sinnvoll, eine empirische Studie durchzuführen.

Abschließend ist zu sagen, dass das Thema in der heutigen Zeit immer mehr an Relevanz gewinnt und Platz für weitere Forschungsarbeiten einräumt.

Literaturverzeichnis

Lohmann, K; Töpritz, K; Farnir, E; Gräfe, C; Gusy, B (2016): Koffeinkonsum bei Studieren-den- Lifestyle oder Risiko?, in: Das Gesundheitswesen, Georg Thieme Verlag: Stuttgart

Schuhler, Petra (2003): Frühzeitige Hilfe bei Alkohol-und Medikamentenmissbrauch, in: PiD-Psychotherapie im Dialog, Georg Thieme Verlag: Stuttgart, Seite 184-187

Boßmann, C; Neulen, S; Papaioannou, S; Schadow, A (2015): Koffein- Eine gute Alternative zur Leistungssteigerung (2015-07-26), https://psychologieundmotivation.word-press.com/2015/07/26/koffein-eine-gute-alternative-zur-leistungssteigerung/, (Zugriff 2018-06-27)

Büttner, Gritt: Auch im Alltag wird längst mit Medikamenten gedopet (2013-08-12), https://www.welt.de/gesundheit/article118923059/Auch-im-Alltag-wird-laengst-mit-Medika-menten-gedopt.html, (Zugriff 2018-06-26)

Evers, Marco (2002): Die Abschaffung des Schlafs (2002-11-18), http://www.spiegel.de/spie-gel/print/d-25718177.html, (Zugriff 2018-07-02)

Grunert, Dustin (2013): Neuro-Enhancement: Gesellschaft auf Drogen? (2013-02-01), http://www.hirn-sturm.de/neuro-enhancement-gesellschaft-auf-drogen/index.html, (Zugriff 2018-07-08)

Kirsten, Alexandra (2016): Doping im Freizeitsport: Riskante Taktik (2016-09-13), https://www.apotheken-umschau.de/Sport/Doping-im-Freizeitsport-Riskante-Taktik-209765.html, (Zugriff 2018-07-09)

Kohlmaier, Matthias (2015): Ein Viertel der Studenten steht unter Dauerstress (2015-07-01), http://www.sueddeutsche.de/bildung/gesundheitsreport-ein-viertel-der-studenten-steht-unter-dauerstress-1.2544120, (Zugriff 2018-07-06)

Löllgen, Herbert (1998): Doping und Medikamentenmißbrauch im Sport: Eine Geschichte ohne Ende? (1998), https://www.aerzteblatt.de/archiv/10614, (Zugriff 2018-07-02)

Mehner, Kathrin (2014): Kreatin zum Muskelaufbau (2014-09-23), https://www.gesund-heit.de/fitness/sport-bewegung/sport-und-ernaehrung/kreatin-zum-muskelaufbau, (Zugriff 2018-07-02)

Singer, Otto (2008) : Doping im Breiten-und Freizeitsport (2008-05), https://www.bundes-tag.de/blob/190240/c66c11275ed9b6fca4baa0fe15beb2cf/doping-data.pdf, (Zugriff 2018-06-27)

DAK: Lebenszeitprävalenz des Gebrauchs von Neuroenhancern in Deutschland nach Ge-schlecht und Motiv im Jahr 2014. https://de.statista.com/statistik/daten/studie/416854/um-frage/lebenszeitpraevalenz-des-gebrauchs-von-neuroenhancern-nach-geschlecht-und-motiv/, (Zugriff 2018-07-07)

IfD Allensbach: Nutzung rezeptfreier Medikamente (Verwendung in den letzten 3 Monaten) in der Bevölkerung nach Anwendungsgebiet im Jahr 2017. https://de.statista.com/statistik/daten/studie/171228/umfrage/verwendung-rezeptfreier-medikamente/, (Zugriff 2018-06-26)

Statista: Nehmen Sie regelmäßig Medikamente ein?. https://de.statista.com/prognosen/809985/umfrage-in-deutschland-zu-regelmaessiger-medikamenteneinnahme, (Zugriff 2018-06-26)

https://www.aerzteblatt.de/nachrichten/62184/Hirndoping-am-Arbeitsplatz-nimmt-zu, (Zugriff 2018-07-08)

http://www.bionity.com/de/lexikon/Medikamentenmissbrauch.html, (Zugriff 2018-06-27)

https://www.bundesgesundheitsministerium.de/service/begriffe-von-a-z/m/medikamentenmissbrauch-und-abhaengigkeit.html, (Zugriff 2018-06-26)

https://www.diepta.de/news/praxis/die-stille-sucht-medikamentenmissbrauch-539757/, (Zugriff 2018-06-26)

https://www.dr-gumpert.de/html/muskelaufbau_und_anabolika.html, (Zugriff 2018-07-02)

http://www.emcdda.europa.eu/publications/drug-profiles/benzodiazepine/de, (Zugriff 2018-07-06)

https://www.pharmazeutische-zeitung.de/index.php?id=41867, (Zugriff 2018-07-06)

https://www.sportaktiv.com/medikamentenmissbrauch-im-sport-erhoffte-wirkung-und-tatsaechliche-folgen, (Zugriff 2018-06-26)

https://www.welt.de/gesundheit/article145665636/Was-Ritalin-und-Co-bewirken.html, (Zugriff 2018-06-27)
https://www.welt.de/wissenschaft/article1514088/Studenten-sind-Spitze-im-Medikamentenkonsum.html, (Zugriff 2018-07-06)

https://www.aerzteblatt.de/callback/image.asp?id=40736, (Zugriff 2018-06-26)

DAK: 12-Monats-Prävalenz des Gebrauchs von Neuroenhancern in Deutschland nach Geschlecht und Motiv im Jahr 2014. https://de.statista.com/statistik/daten/studie/416873/umfrage/12-monats-praevalenz-des-gebrauchs-von-neuroenhancern-in-deutschland-nach-geschlecht-und-motiv/, (Zugriff 2018-07-07) http://www.sportmedizin-hellersen.de/dfs/html/medikamentenmissbrauch.html, (Zugriff 2018-06-26)

https://www.tk.de/centaurus/servlet/contentblob/718612/Datei/2459/Gesundheitsreport-2015.pdf, (Zugriff 2018-07-06)